DE LA SUDATION LOCALE PAR LA PILOCARPINE

ET DE

ses effets thérapeutiques

dans certaines affections chirurgicales

PAR LE DOCTEUR

CÉLESTIN BAUX

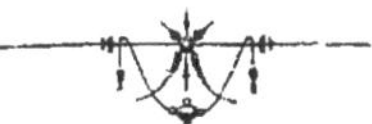

LYON
IMPRIMERIE A. WALTENER ET Cie
14, Rue Bellecordière, 14

1883

DE LA SUDATION LOCALE

PAR LA PILOCARPINE

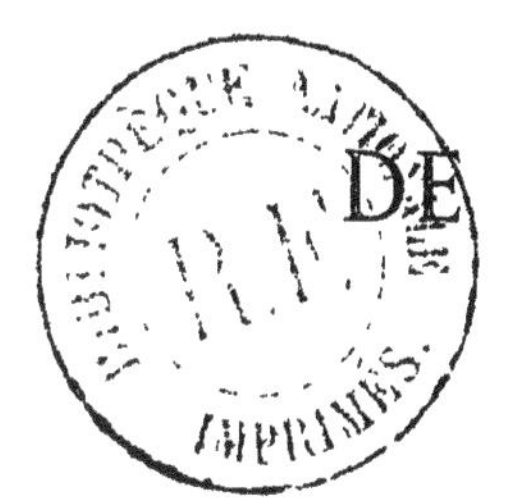

DE LA SUDATION
LOCALE
PAR LA PILOCARPINE

ET DE

ses effets thérapeutiques

dans certaines affections chirurgicales

PAR LE DOCTEUR

CÉLESTIN BAUX

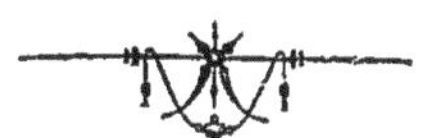

LYON
IMPRIMERIE A. WALTENER ET Cie
14, Rue Bellecordière, 14

1883

INTRODUCTION

En 1879, M. Strauss, de la Faculté de Paris, trouvait qu'il était possible de provoquer avec la pilocarpine une sudation purement locale en l'injectant aux doses de 1 à 4 milligrammes. Il y a quelques mois, M. Aubert, chirurgien major de l'Antiquaille, se servant de la pilocarpine dans ses recherches sur l'absorption par la peau, arrivait à démontrer qu'on pouvait faire absorber les substances médicamenteuses par la surface cutanée : lorsque celle-ci a été soumise à des frictions exercées avec la paume de la main de manière à enlever les couches épidermiques superficielles et à déchirer les gaînes des poils ; secondairement il démontrait qu'avec des doses tout-à-fait minimes de pilocarpine absorbées par la peau on obtenait une sudation exclusivement locale. M. Daniel Mollière, mettant à profit ces intéressantes découvertes, employa la sudation locale obtenue par la pilocarpine comme agent thérapeutique dans certaines affections chirurgicales. M. Mollière nous engagea à suivre chez plusieurs malades les résultats donnés par ce médicament employé d'une façon nouvelle et à les consigner dans quelques observations. Tel est, avec quelques considérations générales sur la sudation, le contenu de notre thèse, puisse-t-il nous attirer la bienveillance de nos juges.

Qu'il nous soit permis d'adresser à M. Mollière tous nos remerciements pour les conseils qu'il nous a donnés et l'obligeance avec laquelle il a mis à notre disposition les malades de son service pour que nous puissions nous-même faire les pansements.

De la sudation

L'étude des effets thérapeutiques de la sudation locale obtenue par la pilocarpine constitue le fond de notre thèse. M. Aubert, chirurgien major de l'Antiquaille, venait de démontrer qu'on pouvait faire absorber la pilocarpine par la peau après certaines précautions préalables et qu'il suffisait de quantités assez minimes de ce médicament absorbées par cette voie pour provoquer une sudation purement locale. Voulant faire des recherches comparatives pour savoir les avantages que l'on devait attribuer à la pilocarpine employée comme sudorifique local, nous fûmes amené au début à faire chez les malades dont le siège de la lésion le permettait, un pansement avec du coton à la pilocarpine sur la partie malade et un pansement avec du coton ordinaire sur la partie symétrique qui était saine. Les pesées faites avant et après le pansement ne tardèrent pas à nous montrer qu'il y avait une augmentation de la secrétion sudorale du côté où était la lésion. Tout d'abord nous attribuâmes cette augmentation à la pilocarpine incorporée au coton, mais nous fîmes bientôt cette remarque que les conditions n'étaient pas égales de l'un et de l'autre côté et que les résultats que nous mettions sur le compte de la pilocarpine pouvaient fort bien être sous la dépendance de la maladie ; en d'autres termes nous nous demandâmes si l'état de maladie d'un organe ou d'une région n'imprimerait pas dans certains cas à la fonction sudorale des modifications telles que l'augmentation de sueur mise d'abord sur le compte du médicament serait un effet de la maladie elle-même... Nous modifiâmes alors notre manière de procéder pour voir si l'expérience répondrait à notre présomption. Nous appliquâmes à la fois sur le côté malade et sur le côté symétrique sain une quantité égale de coton à la pilocarpine étendu sur des surfaces à peu près égales, ce coton était recouvert par des toiles en gutta-percha afin d'empêcher l'évaporation ; les toiles étaient de dimensions égales.

Dans ces conditions il semblait qu'une augmentation de sueur du côté affecté devait être attribuée à la maladie. Les pesées donnèrent encore une augmentation de sueur du côté malade. — Mais une objection s'éleva dans notre esprit, M. Aubert avait démontré que la peau n'absorbe que lorsqu'on a détruit par le frottement les couches épidermiques superficielles et déchiré les gaînes des poils. — Après avoir bien frotté les deux régions nous appliquions le coton. Or la plupart de nos expériences étaient faites sur des parties qui avaient été contusionnées, il y avait par conséquent des déchirures plus grandes du côté malade, des éraillures qui étaient autant de portes d'entrée pour le médicament. Nous modifiâmes encore une fois nos expériences. Au lieu d'employer du coton à la pilocarpine nous fimes des injections d'une solution très faible de pilocarpine. Les quantités injectées dans la partie saine et dans la partie malade étaient égales; les poids de coton ordinaire destiné à recueillir la sueur égaux, les surfaces recouvertes à peu près égales en étendue et les lieux de l'injection symétriques. — Les expériences furent variées. Les pesées vinrent confirmer la proposition suivante : « L'état de maladie d'une région imprime dans certains cas aux glandes sudoripares de cette région une énergie fonctionnelle et cette hypersécrétion tend à revenir à l'état normal avec la disparition de la maladie.

S'il en est ainsi, s'il y a une relation entre la quantité de sueur excrétée et la marche de la maladie, il est rationnel de chercher à provoquer une sudation avec les moyens que la matière médicale met en notre pouvoir. De ces moyens la pilocarpine est le plus efficace et c'est à ce titre qu'elle peut jouer un rôle important dans le traitement de certaines affections chirurgicales.

La sudation n'est pas un moyen de traitement nouveau. La diaphorèse employée dans les maladies faisant partie de la médecine proprement dite remonte aux premiers temps de l'histoire. « Là où est la sueur, chercher le mal, » disait Hippocrate. Les anciens attribuaient en effet une grande importance à la sueur tant dans le diagnostic que dans le pronostic et le traitement. Les idées qu'ils nous ont transmises sur les sueurs critiques le prouvent suffisament. Les théories nouvelles ne sont guère favorables à l'interprétation donnée par les anciens : La diaphorèse antique n'a pas le rôle qu'ils lui attribuaient ; ainsi elle n'est pas la cause de la chute de la fièvre, elle y aide peut-être, mais dans beaucoup de cas la défervescence est déjà tombée quand apparaît l'hypersécrétion sudorale. Il est donc assez logique de dire le malade sue parce qu'il va mieux et non pas le malade va mieux parce qu'il sue (Bouveret, thèse d'agrégation.) Quoi qu'il en soit du rôle de la sueur critique, des considérations tirées d'un tout autre ordre d'idées font encore considérer la diaphorèse comme un excellent moyen thérapeutique dans certaines maladies du ressort de la médecine.

La diaphorèse n'est pas non plus inutile en chirurgie. La relation trouvée entre la sueur excrétée et la marche de la maladie prouve en effet que dans certains cas la nature se sert de la sueur comme d'un émonctoire naturel devant éliminer au dehors des produits morbides entassés dans un point de l'organisme. La sudation employée en chirurgie n'est pas chose nouvelle et il est assez probable que les parfums employés dans les temps bibliques et dans la pratique chirurgicale des Arabes agissaient en partie comme excitants de la sudation. Depuis bien longtemps on est accoutumé à recouvrir d'une couche de coton des parties contuses ou des inflammations rhumatismales, mais on ne se rendait pas compte de l'action du coton, on ne le mettait pas tant pour avoir une action curative directe que pour tenir à couvert certaines parties malades et douloureuses, pour les envelopper d'une couche molle qui les préservât du contact et les tînt au chaud. Ce n'est que depuis peu que l'on a érigé la sudation en moyen thérapeutique. L'éminent chirurgien de l'Hôtel-Dieu, M. Daniel Mollière, a préconisé cet agent thérapeutique, et l'année dernière une thèse fut faite dans son service sur ce même sujet : la sudation. Cette thèse est bien faite, mais le docteur Bonnefoy qui en est l'auteur n'a pas fait ressortir la relation dont je parlais tout-à-l'heure. Sans doute il nous montre par les nombreuses pesées qu'il a faites que la sueur diminue à mesure que l'épanchement se résorbe, mais il n'a pas fait d'expériences comparatives et on pourrait lui objecter qu'il est peut-être vrai que la sueur diminue, mais que rien ne prouve qu'il y ait relation nécessaire entre ces deux faits; la sueur pourrait diminuer par épuisement des glandes sudoripares. Au contraire, en recueillant la sueur des deux parties symétriques l'une malade et l'autre saine, s'il y a une différence c'est qu'elle a été amenée par la maladie et c'est ce surplus que nous voyons diminuer à mesure que les parties reviennent à l'état sain.

De la sudation locale obtenue par la pilocarpine

(CETTE SUDATION EST ABONDANTE)

Nous ne ferons pas l'histoire du jaborandi ni de son alcaloïde, la pilocarpine. Cette plante a été l'objet de travaux nombreux dans lesquels ont été longuement décrits ses caractères botaniques, ses effets physiologiques et ses applications thérapeutiques. Nous nous contenterons de rappeler en peu de mots ces mêmes effets physiologiques et thérapeutiques. Salivation, larmoiement, augmentation des sécrétions bronchiques, hyperhémie nasale, et surtout diaphorèse abondante ; tels sont les effets de la pilocarpine sur l'organisme. Il ne faut pas oublier, car c'est un argument contre son emploi à l'intérieur, l'abaissement de la tension artérielle et le malaise produit chez celui qui en absorbe par les voies digestives.

D'après Strumpf la sudation qui s'établit sous l'influence du jaborandi a varié dans 48 cas de diaphorèse entre 98 et 895 grammes, soit en moyenne 474 grammes, environ cinq fois plus qu'à l'état normal. Le jaborandi possède donc des propriétés sudorifiques incomparablement plus marquées que celles des autres agents thérapeutiques employés jusqu'ici.

En thérapeutique, la pneumonie, diverses formes de bronchite, la bronchorrée, l'intoxication saturnine ont été traitées avec succès par ce médicament. Mais c'est surtout dans les maladies à épanchements comme la pleurésie et dans les affections oculaires qu'ont été essayés les effets de la pilocarpine. Le jaborandi serait utile dans les maladies du corps vitré, l'atrophie papillaire, les iritis. Alexandroff et Metaxas de Marseille ont noté que sous l'influence de la diaphorèse les milieux de l'œil troublé se sont éclaircis, la tendance glaucomateuse a disparu, enfin les exsudats ont présenté une tendance rapide vers la guérison. La pilocarpine prise à l'intérieur a été aussi employée dans les cas d'épanchements articulaires, elle a donné des succès à certains médecins et quelques insuccès à d'autres. Dans le congrès de 1879, M. Chalot, agrégé de la Faculté de médecine de Montpellier, a fait connaître qu'il avait employé la pilocarpine prise à l'intérieur dans des cas d'hydartrose, mais qu'il n'en avait rien obtenu.

La pilocarpine avait donc jusqu'ici été employée à l'intérieur et elle donnait toute la série de ses effets physiologiques. On peut en faire un agent de sudation locale et c'est à ce titre que nous voulons l'employer. En

1879 Strauss, faisant des recherches comparatives sur la sécrétion sudorale dans des cas de paralysie faciale, employa la pilocarpine. Il fit des injections de 0.01 à 0.02 et il s'apercut qu'en réduisant la dose de manière à n'injecter qu'une ou deux gouttes d'eau tenant en dissolution de 0.001 à 0.004 de nitrate de pilocarpine. tout pouvait se borner à une sueur purement locale sans aucun phénomène général. « On peut ainsi, dit-il, faire suer telle ou telle région du corps et dessiner des lignes humides sur le reste de la peau demeurée sèche. » Il y a quelques mois, M. Aubert, en faisant des recherches sur l'absorption par la peau des substances médicamenteuses, arrivait à prouver que la pénétration des substances dissoutes peut se faire à travers l'épiderme sans érosion apparente et extérieure, lorsqu'on a pris la précaution, avant ou après le contact de la substance dissoute, de frotter largement et avec une intensité suffisante à l'aide de la paume de la main la surface cutanée et plus spécialement les régions pileuses. M. Aubert s'était servi dans ses expériences de la pilocarpine et il avait vu qu'il suffisait de l'absorption de doses minimes de cette substance pour voir apparaître la sueur sur la partie du corps mise en contact avec l'agent médicamenteux. Il fit même l'expérience suivante : il versa quelques gouttes d'une solution légère de pilocarpine dans un verre d'eau. Il y plongea la pointe d'une épingle avec laquelle il piqua la peau en un point; des gouttelettes de sueur apparurent sur la partie piquée sur une zône de largeur d'une pièce de un franc.

Il est donc possible de faire pénétrer la pilocarpine dans l'organisme par une voie autre que le tube intestinal ou le tissu cellulaire sous-cutané; il suffit d'une quantité minime de cette substance absorbée par la peau pour provoquer une sudation locale sans amener aucun effet général, soit salivation, soit larmoiement ou abaissement de la tension artérielle.

M. Mollière qui avait obtenu de bons effets de l'emploi de la sudation par le coton dans le traitement de certaines maladies articulaires, pensa qu'on pouvait tirer parti en thérapeutique des découvertes de M. Aubert sur l'absorption par la peau et sur la pilocarpine. La sudation par les moyens ordinaires réussissait, elle n'en réussirait que mieux, si on pouvait provoquer avec la pilocarpine une sudation locale plus abondante que celle obtenue avec l'emploi du coton. Tel est le sujet de notre thèse, démontrer :

1° Qu'associée au coton, la pilocarpine provoque une sudation locale plus abondante que celle obtenue avec le coton seul.

2° Qu'elle imprime aux accidents locaux une marche plus rapide dans la voie de la guérison.

La première partie pouvait être résolue par des expériences faites sur nous-même. Nous rapportons ces diverses expériences. Nous avons employé de la pommade à la pilocarpine préparée selon la formule suivante : pilocarpine 0, 02, vaseline 200 et du coton plongé dans une solution du même médicament et que l'on avait fait sécher après. Après avoir mis en pratique les conseils de M. Aubert, nous étendions une couche légère de pommade sur la partie soumise à l'expérience. Il était difficile de déterminer directement le pouvoir sudorifique de la pilocarpine employée localement, il aurait été nécessaire de recueillir par des moyens appropriés la sueur excrétée; ne le pouvant, il fallait se contenter d'une comparaison établie entre les quantités de sueur excrétée sous l'influence du coton seul d'une part, et sous l'influence de la pilocarpine associée au coton de l'autre.

Première expérience répétée durant trois nuits consécutives.

Repos au lit, durée 10 heures.

Coton employé des deux côtés 50. D'un côté friction avec la paume de la main, et application de la pommade à la pilocarpine. Le coton est appliqué de manière à recouvrir tout le pied jusqu'à deux travers de doigt au-dessus de l'articulation tibio-tarsienne. Sur le coton, toile de gutta-percha d'égale dimension sur l'un et l'autre pied.

Moyenne des pesées :

Coton associé à la pommade à la pilocarpine.	65.40
Coton ordinaire........................	60.25
Différence..........	5.20

Deuxième expérience répétée 3 fois et faite sur les mains recouvertes jusqu'à l'articulation radio-carpienne.

Moyenne des pesées :

Coton associé à la pommade...............	49.25
Coton ordinaire...........................	45.10
Différence.........	4.15

Troisième expérience. Coton recouvrant les coudes sur une surface égale des deux côtés, quantité employée 40 gr.

Moyenne des pesées :

Coton associé à la pommade	48.75
Coton seul	45.15
Différence	3.60

Quatrième expérience. Coton recouvrant les genoux, quantité employée 70 gr.

Moyenne des pesées :

Coton associé à la pommade	88.35
Coton simple	82.20
Différence	6. 15

Expériences faites en employant d'un côté du coton simple et de l'autre du coton plongé dans une solution de pilocarpine et séché après. Les expériences sont faites dans les mêmes conditions que les précédentes et sur les mêmes parties.

Première expérience : Moyenne des pesés.

Coton à la pilocarpine	63.10
Coton simple	59.70
Différence	3.40

Deuxième expérience. Moyenne des pesées.

Coton à la pilocarpine	47.65
Coton ordinaire	45.30
Différence	2.35

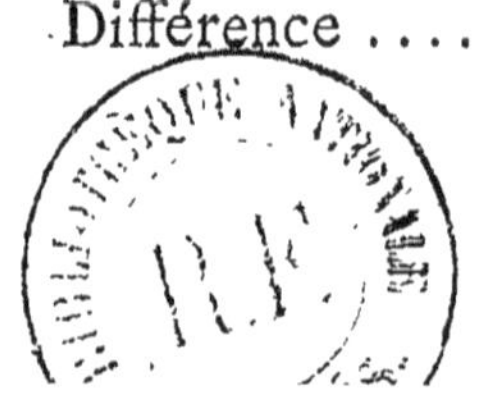

Troisième expérience. Moyenne des pesées.

Coton à la pilocarpine	46.80
Coton ordinaire	44.70
Différence	2.10

Quatrième expérience. Moyenne des pesées.

Coton à la pilocarpine	84.50
Coton ordinaire	80.25
Différence	4.25

Il résulte de ces diverses expériences : 1° que la pilocarpine associée au coton produit une sudation plus abondante que le coton seul : 2° que la quantité de sueur est plus abondante si l'on emploie le coton et la pommade que si l'on se sert simplement du coton plongé dans une solution de pilocarpine.

Il est facile d'obtenir une sudation locale bien plus abondante en dénudant le derme par une lanière de vésicatoire et en étendant sur la plaie une couche de pommade à la pilocarpine, l'absorption est plus complète comme nous avons pu nous en assurer par la quantité de sueur excrétée ; dans tous les cas où il a été fait usage de ce moyen les différences de sueur excrétée par la partie recouverte de pommade à la pilocarpine et de coton et par la partie symétrique sur laquelle était mis simplement du coton ont été de 8. 9, 10 gram., l'action du médicament restant exclusivement locale.

Diverses expériences instituées pour comparer le pouvoir sudorifique de la pilocarpine employée localement à celui du benjoin ou du genièvre ont établi que la priorité appartient de beaucoup au premier médicament.

La sudation locale obtenue par la pilocarpine imprime aux accidents une marche rapide dans la voie de la guérison.

C'est ce que démontre l'étude des observations. En effet nous y voyons la relation de cas dont la guérison a été des plus rapides ; des entorses très-sérieuses produites par un traumatisme assez violent pour déterminer des fractures ont été guéries dans l'espace de huit à dix jours. La sédation a été des plus marquées dès le début et tel malade dont on ne pouvait la veille toucher la partie contuse déclarait deux jours après que toute douleur avait disparu et il nous était possible d'imprimer à l'articulation des mouvements qui, quelques heures auparavant, auraient arraché au malade des cris de douleur. Mais outre cette amélioration fonctionnelle, l'état des parties dénotait lui-même la rapidité avec laquelle s'était fait le travail de résorption. Des téguments enflammés, tendus au niveau des articulations, œdématiés de manière à établir entre des parties symétriques des différences de volume considérables sont redevenus souples au bout de deux ou trois jours et se rapprochant de l'intégrité.

Outre les cas de fracture neuf observations d'entorse sont à ce point de vue éminemment probantes. La première est due à l'obligeance de M. Mollière. Elle est d'autant plus intéressante que l'individu avait une tendance fâcheuse à la production de l'entorse dans le genou gauche; elle se produisait facilement, mais la guérison n'en était pour cela ni moins longue ni plus facile. A des intervalles peu éloignés il avait eu 4 entorses du genou gauche, toutes les quatre traitées par les vésicatoires et la compression avaient nécessité le repos pendant un mois; une cinquième survint, non moins grave que les précédentes; traitée par la pilocarpine, le malade reprenait ses occupations au bout de huit jours.

Dans l'observation II un homme tombe sur ses pieds de la hauteur de cinq mètres, il y a eu un tassement du calcanéum; l'articulation tibio-tarsienne est énorme, la douleur très-vive, impossible de communiquer le moindre mouvement. Le coton ordinaire n'amende que fort peu les accidents, on emploie la pilocarpine, quatre jours après nous faisions exécuter à l'articulation tous les mouvements sans provoquer de douleur.

Dans l'observ. XVII la guérison n'a pas été moins rapide. Ici le traumatisme avait porté sur une grande étendue, toute la jambe était œdématiée jusqu'à deux travers de doigt au-dessous de l'articulation du genou, la palpation douloureuse ainsi que les mouvements provoqués, on s'abstient à cause de la douleur de s'assurer du diagnostic ; trois jours après le pansement à la pilocarpine le gonflement disparaissait avec la douleur, on pouvait communiquer librement des mouvements à l'articulation et s'assurer qu'on n'avait affaire qu'à une entorse.

Dans l'observ. VIII le malade avait eu une arthrite rhumatismale qui l'avait tenu au lit pendant huit jours A son entrée à l'hopital l'articulation tibio-tarsienne n'était plus douloureuse, mais les mouvements n'étaient pas libres et le pied présentait une augmentation de volume notable, il y avait à la mensuration une différence de 0,02 cent. Après 48 heures de sudation à la pilocarpine il n'y avait plus de différence entre les deux pieds.

Dans l'observ. XIII Pierre Crétin se donne un coup de hache qui ouvre l'articulation du genou : une arthrite purulente se développe. Elle guérit mais laisse des brides fibreuses dans l'articulation et de l'empâtement périarticulaire. Il y a une différence notable entre le volume des deux genoux ; sudation à la pilocarpine, en 4 jours on avait obtenu une diminution de 0,02 et après 12 jours de traitement les deux genoux étaient sensiblement égaux.

Dans l'observ. XXIX un jeune homme de 16 ans en voulant monter sur un camion lancé à toute vitesse tombe par terre, son genou butte contre le sol. L'articulation augmente de volume, du liquide s'épanche dans la synoviale, les téguments sur le trajet du ligament latéral externe forment une tumeur dure et tendue, les mouvements sont limités, la palpation douloureuse. Il y a sur le tissu une plaie par laquelle peut se faire l'absorption. On fait la sudation avec la pilocarpine, la sueur traverse le coton et mouille même le drap du lit, 48 heures après tout avait complètement disparu.

Nous ne passerons pas en revue toutes les observations d'entorse, de fracture, d'épanchement articulaire succédant à un traumatisme, ce serait s'exposer à trop de répétitions. Dans tous les cas la rapidité des effets thérapeutiques de la pilocarpine a été manifeste. Elle l'a été aussi dans d'autres maladies. Un torticolis a frigore datant de huit jours a été radicalement guéri en 48 heures par la sudation à la pilocarpine. Pietro Verga (observation IV) voit une orchite se développer dans son testicule droit sous l'influence du passage des sondes. Tumeur volumineuse, douleurs remontant jusqu'au canal inguinal. Pansement à la pilocarpine le soir. Le lendemain le malade se trouvait mieux, la tumeur avait diminué, plus de mouvement fébrile. On fait de nouveau le même pansement. 24 heures après tout était calmé et le testicule était revenu à ses dimensions premières.

L'étude de toutes les observations nous conduirait à énumérer des résultats analogues dans tous les cas.

OBSERVATION I

M. X..., officier, avait une fâcheuse prédisposition à l'entorse dans le genou gauche : celle dont nous allons parler était la cinquième.

Il était à la chasse, voulut franchir un fossé et se donna l'entorse en question. Arrivé chez lui, il fait appeler M. Mollière.

Comme il y avait du liquide dans l'articulation, les entorses précédentes avaient toutes été traitées par les vésicatoires et la compression, chaque fois le malade avait dû rester trois semaines sans pouvoir marcher. Cette fois-ci le genou était très enflé et il y avait dans l'articulation un abondant épanchement. Un vésicatoire fut d'abord conseillé par M. Mollière. L'officier un peu contristé dit qu'il en serait pour cette entorse comme pour les précédentes, qu'il faudrait mettre d'abord un vésicatoire, puis un autre, et qu'il en serait quitte en restant confiné dans sa chambre pendant un mois.

Le vésicatoire enlevé, on fit de la sudation avec le coton ordinaire : la quantité de sueur excrétée fut peu élevée et les résultats thérapeutiques médiocres. M. Mollière fait mettre, sur la plaie laissée par le vésicatoire, 4 milligrammes de chlorhydrate de pilocarpine. Une sueur abondante qui trempa tout le coton se produisit, et huit jours après l'épanchement avait complètement disparu et il n'y avait aucune différence dans les dimensions des deux genoux.

L'officier reprenait sa vie habituelle.

OBSERVATION II

Pierre Martin, 50 ans, né à Coutheron (Vaucluse), serrurier. Salle Saint-Joseph, n°2. Entré le 30 octobre.

Le 18, une enclume lui tomba sur le pied droit, contusionna la face dorsale et causa la fracture du premier métatarsien. Il resta 12 jours chez lui sans rien faire à son pied, voyant que le gonflement disparaissait très lentement, il vient à l'hôpital.

Examen. — Pied enflé, douloureux à la pression. — Taches jaunâtres sur la face dorsale du pied. Crépitation et douleur dans un point situé vers le milieu du premier métatarsien.

Mensuration

	Pied malade.	Pied sain.
Au niveau de la tête des métatarsiens	25	25
» de la tête de l'astragale.	27	25
» des malléoles.........	26	24

Le 1er, pansement à la pommade et au coton au jaborandi sur les deux pieds. Poids du coton 50.

Le 2. Coton enlevé côté malade :	70.25,	côté sain :	64.15
Le 3. »	»	69.30,	»	65.75
Le 4. »	»	69.10,	»	65.70

Douleur disparue.

Mensuration

Au niveau de la tête des métatarsiens	25
» de la tête de l'astragale...........	26
» des malléoles....................	24

Le 5. Coton enlevé côté malade :		68.15,	côté sain :	64.35
Le 6. »	»	66.20	»	65.40
Le 7. »	»	65.40	»	65.25

Les deux pieds sont égaux, la douleur à la pression a disparu, si ce n'est en un point, sur le trajet du premier métatarsien.

On met un bandage plâtre.

Disparition du gonflement en 6 jours. Le pied malade, au début, offrait une augmentation de sueur de 5 gr.

OBSERVATION III

Sirieix Antoine, 28 ans, maçon. Entré le 20 octobre, salle Saint-Louis, numéro 5.

Le 19 octobre, il sauta de la hauteur de 5 mètres. Il ressentit ausssitôt après sa chute une vive douleur dans l'articulation tibio-tarsienne du côté droit. Le gonflement devint énorme et le malade ne put marcher. Apporté à l'Hôtel-Dieu le 20. Traité d'abord par la sudation ordinaire la transpiration locale se produisit, mais en petite quantité et l'amélioration ne fut guère sensible.

Le 24, pansement à la pilocarpine.

Examen : Pied très enflé, ecchymoses sur la face dorsale et sur la peau recouvrant les malléoles, les mouvements même limités que l'on provoque sont très douloureux et arrachent des plaintes au malade, la pression sous le calcanéum développe une douleur vive.

Quantité de coton placé sur les deux pieds 55 grammes.

MENSURATION.

	Pied malade	Pied sain
Au niveau des malléoles........	29	23
A 0.02 au dessus.............	28	22
Au niveau du scaphoïde........	25.50	18.50

Le 25, coton enlevé, pied malade, 83.10 ; pied sain 78.25

Le 26, » » 82.15 » 78.20

La douleur a disparu et on peut communiquer des mouvements à l'articulation tibio-tarsienne. Le pied a désenflé. La pression sous le talon développe toujours la même douleur.

MENSURATION.

Au niveau des malléoles.................... 25
A 0.02 au-dessus........................ 24
Au niveau du scaphoïde.................... 21

Le 27,	coton enlevé,	côté malade	79.55;	coté sain	78.40
Le 28,	»	»	79.30	»	77.95
Le 29,	»	»	78.15	»	77.90

MENSURATION.

Au niveau des malléoles.................... 23
A 0.02 au-dessus........................ 22
Au niveau du scaphoïde.................... 19

Le malade remue très bien son pied qui est revenu à ses dimensions normales, sauf au talon où il y a encore de l'empâtement et la même douleur. L'articulation tibio-tarsienne est aussi libre que celle du côté opposé et cependant le malade ne peut appuyer le talon. Il est probable qu'il y a eu un tassement du calcanéum. On lui met un appareil plâtré.

Douleurs disparues 48 heures après le premier pansement, entorse guérie au bout de 9 jours. L'excrétion de la sueur est allée en diminuant avec le retour à l'état normal.

OBSERVATION IV

Verga Pierre, 37 ans, jardinier, né à Bregnano (Italie). Entré le 15 août, salle Saint-Joseph n° 3

En 1881 au mois de mai en tombant à califourchon du haut d'un cerisier sur un obstacle, il se rompit le canal de l'urèthre. Il se développa un rétrécissement consécutif qui fut traité inutilement dans un hôpital de Turin. Admis au service de M. Mollière, le chirurgien major lui fit l'extirpation de son rétrécissement. Les suites de l'opération furent bénignes. Celle-ci fut suivie du passage de sondes de Mayor. Le 10 du mois de novembre, sous l'influence du passage des sondes, il éprouva de la douleur sur le trajet du cordon dans le canal inguinal du côté gauche, cette douleur s'irradiait jusqu'au testicule. Le lendemain il devenait gros, dur, très douloureux. Un peu de fièvre se développa. La marche était si pénible que le malade était obligé de rester au lit.

Le 11 application de coton au jaborandi, par-dessus toile en gutta-percha et bandage de Langlebert. Le malade se plaignait quand nous fîmes le pansement. Une sudation abondante se produisit; les douleurs étaient calmées et le mouvemeut fébrile était tombé. Le testicule avait déjà diminué de grosseur. On renouvelle le pansement, la palpation qui la veille était très douloureuse est aujourd'hui très supportable,

Voici les poids du coton :

Le 10, coton mis.................... 30
Le 11, coton enlevé.................. 37.75
Le 12 .... 37.05

Le testicule est revenu à ses dimensions premières et le malade ne souffre plus.

Guérison complète en deux jours.

OBSERVATION V

Treille Joséphine, 16 ans, célibataire, domestique. Entrée le 2 novembre, n° 8 de la salle Saint-Paul.

Père et mère se portant bien. Frères et sœurs jouissant aussi d'une bonne santé.

Réglée seulement depuis l'année dernière. Fièvre typhoïde cette même année. Teinte pâle des conjonctives. Bruit de souffle anémique au cœur. Cependant pas de symptômes d'hystérie. Elle travaillait à un courant d'air il y a huit jours. Elle fut prise subitement d'une douleur dans le côté gauche et aussitôt après survint le torticolis. Ne le voyant pas disparaître elle rentre à l'hôpital. A l'examen, cou fléchi sur l'épaule gauche; la malade ne peut ni tourner la tête, ni la fléchir du côté opposé. Le vendredi, lendemain de son entrée, on recouvre le cou de coton à la pilocarpine. Coton mis 70 gr. Sueur abondante. 24 heures après le torticolis avait en partie disparu et elle était complètement guérie le dimanche. La jeune fille partait le lundi.

Voici les poids du coton :

Le 9 coton mis........................	70
Le 10, coton enlevé....................	92.50
Le 11..............................	91.25

Guérison en deux jours.

OBSERVATION VI

Claudine Peyron, 62 ans, journalière. Entrée à l'hôpital le 25 octobre.

Cette femme rentre pour une fracture de l'extrémité inférieure du radius datant déjà de 20 jours. Sans qu'on ait appliqué d'appareil compressif, il s'est développé un œdème non douloureux dans la main du membre malade.

Mensuration

	Main malade	Main saine
Au milieu de la région métacarpienne	21	16
Au niveau du poignet.............	16.5	14.5

Le 27, sudation au Jaborandi, poids du coton employé			25
Le 28	»	coton enlevé.........	35.15
Le 29	»	....	32.40
Le 30	»	....	30.55

Dimension de la main malade au milieu de la région métacarpienne................. 17
Au poignet........................... 14

La malade quitte l'hôpital. En 4 jours l'œdème avait disparu presque en totalité.

Dans certe observation nous voyons la sueur diminuer à mesure que l'épanchement diminue; il ne nous a pas été possible d'établir des expériences comparatives, devant laisser libre la main de l'autre côté.

OBSERVATION VII

Court Françoise, cordonnière, 45 ans. Née à Saint-Bonnet-le-Château (Loire). Entrée le 3 novembre.

Elle était montée sur une échelle de bois qui vint à glisser, la malade suivant l'échelle tomba sur ses pieds de la hauteur de 3 mètres, elle ressentit aussitôt une vive douleur dans les deux pieds et se laissa choir sur le sol. La marche étant impossible, on dut la relever et la transporter chez elle. Elle rentre à l'hôpital le lendemain.

Examen : pieds enflés, mouvements douloureux, pression sur la face dorsale sensible. Large plaque ecchymotique sur la face dorsale du pied gauche. Tout est plus atténué du côté droit; sur le pied gauche les mouvements d'abduction et d'adduction développent une douleur très vive sur un point du péroné, à 0,02 au-dessus de l'articulation. Il n'y a pas cependant de signes de fracture.

Le 4, sudation avec la pommade et le coton à la pilocarpine.
Coton employé des deux côtés.................... 50

MENSURATION

	Pied gauche	Pied droit.
A 0,02 au-dessus des malléoles...	24	24
Au niveau.....................	27	25
Au niveau de la tête de l'astragale.	27	23.50

Le 5. Coton enlevé pied gauche : 73.10, pied droit : 72.25
Le 6. » » 72.15, » 71.85

Douleurs disparues des deux côtés, on peut commencer à imprimer quelques mouvements à l'articulation tibio-tarsienne gauche, les mouvements latéraux développent toujours de la douleur au même point.

MENSURATION

	Pied gauche	Pied droit.
A 0,02 au-dessus des malléoles	23.50	23.25
Au niveau................	26	24.60
A 0,02 au-dessus..........	24.50	23

	Pied gauche	Pied droit
Le 7, coton enlevé.........	72.80	71.40
Le 8, »	71.70	70.25
Le 9, »	71.45	70.30
Le 10, »	70.50	70.35
Le 11, »	69.50	69.45

MENSURATION

Pied gauche	Pied droit
24	23.50
24	24 »
23	23 »

Les deux pieds ont des dimensions à peu près égales.

	Pied gauche	Pied droit
Le 12, coton enlevé.........	69.80	69.75
Le 13, »	70.15	70.20

La malade peut marcher et elle quitte l'hôpital. Guérison en 10 jours. Douleurs disparues au bout du deuxième, si ce n'est celle développée par les mouvements sur l'extrémité inférieure du péroné, qui a persisté un peu plus longtemps. Dès les premiers jours la malade remuait le pied gauche qui était le plus contus.

OBSERVATION VIII

Désordi (Antoine), 41 ans, maçon. Entré le 3 novembre, n° 36 de la salle Saint-Louis.

Antécédents héréditaires rhumatismaux. Le père avait eu des rhumatismes, frères et sœurs ayant eu des maladies analogues aux siennes. A 22 ans, arthrite rhumatismale aiguë de l'articulation tibio-tarsienne gauche; application de sangsues. Resta au lit avec de la fièvre pendant 15 jours. Il y a 21 jours une arthrite de même nature se développait dans l'articulation tibio-tarsienne droite, mais cette fois subaiguë. Repos au lit pendant 9 jours, le malade eut un peu de fièvre au début. Il rentre à l'hôpital pour se faire soigner d'une phlébite variqueuse de la jambe et de son pied du même côté, qui ne peut pas jouer, comme dit le malade. Il est venu à l'hôpital en s'appuyant sur un bâton.

Examen : Membres inférieurs variqueux. Le pied récemment affecté d'arthrite présente des dimensions plus grandes que le pied droit. Les téguments ne sont pas souples. Il y a de l'induration autour de l'articulation et de la raideur dans celle-ci.

MENSURATION

	Pied malade.	Pied sain.
A 0,02 au-dessus des malléoles.	26	24.30
Au niveau.	27	25
Au niveau du scaphoïde	26	24

Le 6 novembre, injection avec la seringue de Pravaz de 0,001 de pilocarpine sur l'une et l'autre jambe, en deux points symétriques, au tiers inférieur de la jambe.

Coton simple mis des deux côtés.

Le 7, coton enlevé pied malade : 90.20; pied sain 86

Le 8, même injection, » 87; » 85.9

Les mouvements de l'articulation sont tout à fait libres et il n'y a pas de différence entre les deux pieds.

OBSERVATION IX

Pierre Chevalier, 22 ans, employé de commerce. Entré le 26 octobre.

Le 25, en jouant au skating, il glissa et en tombant se cassa la jambe à 0,05 environ au-dessus de l'articulation tibio-tarsienne.

Examen: Jambe gauche très enflée. Large ecchymose; les tissus entourant l'articulation tibio-tarsienne donnent une sensation d'empâtement, le pied est aussi enflé. Crépitation manifeste au-dessus de l'articulation.

MENSURATION

	Jambe malade	Jambe saine.
A 0,02 au-dessus des malléoles...	22	21
Au niveau des malléoles..........	23	18
Au niveau de l'articulation astragalo-scaphoïdienne................	29	28
Au milieu de la jambe...........	38	34

Le 28, application de pommade et de coton à la pilocarpnie des deux côtés. Poids du coton, 70.

Le 29, coton enlevé,	côté malade,		96;	côté sain,	93.30
30	»	»	93.10	»	90.15
31	»	»	93.15	»	87.25
1er	»	»	92	»	90.30

Le gonflement a disparu en 4 jours sur toute la jambe, si ce n'est au niveau de la fracture, où il y a encore du gonflement. On applique un appareil plâtré.

OBSERVATION X

Venard, 23 ans. N° 43 de la salle Saint-Louis.

Antécédents héréditaires. Mère morte jeune, probablement phthisique. L'un de ses frères a eu des glandes au cou qui ont suppuré et il a des cicatrices en chapelet dans cette région. A l'âge de 8 ans, Venard vit se développer une tumeur blanche dans son genou droit. Amputation de la cuisse à l'âge de 20 ans. La cicatrisation se fit assez rapidement. Il s'enrhume facilement en hiver. Point de signes certains de tuberculose dans la poitrine.

Le 24 du mois de septembre 1882 il fut pris tout-à-coup, raconte-t-il, d'une douleur violente dans l'articulation du coude gauche. L'articulation enfla, devint chaude et le malade eut de la fièvre. Il n'avait pas reçu de coup sur cet endroit. La douleur disparut avec la fièvre, mais l'articulation resta un peu grosse et les mouvements furent un peu gênés. Cette gêne des mouvements ne fit que s'accroître.

En ce moment (26 octobre) sensation d'empâtement à la partie interne de l'articulation. De temps en temps, douleur spontanée au niveau de l'épitrochlée, la pression est sensible sur ce point. L'articulation radio-humérale n'est pas encore envahie. Les mouvements de pronation et de supination sont encore libres; ceux de flexion et d'extension impossibles ou à peu près. Le bras est dans l'extension. Légère atrophie de l'avant-bras.

MENSURATION

	Côté malade	Côté sain
Au niveau de l'olécrâne..........	26	23

Pansement à la pommade et au coton à la pilocarpine des deux côtés.

Coton mis, 30 gr.

	Côté malade	Côté sain
Le 27, coton enlevé	39.75	39.25
Le 28, »	40.10	39.75
Le 29, »	39.15	38.30
Le 30, »	39.25	39.12
Le 31, »	38.40	38.55

Le coude malade a subi une légère diminution ; le bras fait quelques mouvements alternatifs de flexion et d'extension.

Le 1er	39.45	39.12
Le 2	39.10	38.25
Le 3	38.75	38.45
Le 4	38.60	37.30

Ne pouvant tirer aucune déduction de la vue comparative des chiffres donnés par les pesées, celles-ci ne sont plus faites ; mais le pansement est toujours continué sur le coude malade. Aujourd'hui 28, la douleur spontanée a disparu, le coude a des dimensions égales à celles de l'autre côte, et les mouvements de flexion et d'extension qui au début étaient impossibles se font avec facilité. Le malade est guéri.

Il est incontestable qu'ici le traitement a rendu des services avérés. On ne peut guère les rapporter ni à la compression, car le pansement était toujours assez lâche ; ni à l'immobilisation, car le malade ne portait seulement pas d'écharpe.

OBSERVATION XI

Pierrette Martin, 51 ans. Entrée le 28 octobre 1882, n° 19 de la salle Saint-Paul.

Son père et sa mère sont morts vieux. Elle a des frères et des sœurs qui se portent bien. Pas de rhumatisme. Fièvre typhoïde à 23 ans. A toujours eu une santé délicate. Un peu de dyspepsie. Gastralgie. Rien à la poitrine.

Examen. — Pied gauche augmenté de volume au niveau de l'articulation astragalo-scaphoïdienne, sur le côté interne où l'augmentation est le plus manifeste ; à la palpation on sent des tissus mous que le doigt refoule facilement et qui donnent une sensation de fausse fluctuation. La peau est saine, il n'y a point de douleur à la pression; les ligaments sont très relâchés et il est possible d'imprimer quelques mouvements anormaux à la partie métatarsienne du pied.

L'articulation tibio-tarsienne du même côté est un peu plus grosse que l'autre, mais les mouvements sont libres et il n'y a pas de sensation d'empâtement. M. Mollière croit à un début de tumeur blanche du métatarse.

MENSURATION

	Pied malade	Pied sain
Au niveau des malléoles......	21.50	21
» de l'articulation astragalo-scaphoïdienne	25	21
» des extrémités phalangiennes des métatarsiens........	23	19

Le 30, pansement à la pommade et au coton à la pilocarpine des deux côtés. Coton employé, 45 gr.

	Pied malade	Pied sain
Le 31, coton enlevé.....	56.25	57.15
Le 1er, »	54.35	57.40
Le 2, »	56.10	55.25
Le 3, »	55.40	56.75
Le 4, »	56.15	56.70
Le 5, »	55.80	56.20
Le 6, »	55.30	55.75
Le 7, »	56.45	55.90

Les pansements sont changés tous les deux jours.

Le 9	56.30	56.50
Le 11	55.25	56.30

Les pesées ne sont plus continuées, mais on fait toujours le pansement à la pilocarpine.

Aujourd'hui 28, mensuration du pied malade, en regard celle du pied sain.

Au niveau des malléoles......	22	21
» de l'articulation astragalo-scaphoïdienne	22.25	21
» de la tête phalangienne des métatarsiens	20	19

Nous avons donc obtenu une amélioration certaine, puisqu'en un point la diminution a été de près de 3 centimètres.

OBSERVATION XII

Vèbre Jean-Marie, 44 ans, journalier, numéro 41, salle Saint-Louis. Entré le 13 novembre 1882.

Habitudes alcooliques... Deux jours auparavant une partie d'un plancher s'est effondrée sous lui, il a suivi la partie qui s'était détachée et il est resté suspendu par les épaules. Il s'est fait dans sa chute une fracture de la jambe gauche.

Examen. — Malade agité, respiration fréquente et pénible.

Poitrine emphysémateuse, diminution du murmure vésiculaire, nombreux râles sonores.

Jambe gauche très enflée sur toute sa longueur, large ecchymose sur la partie inférieure. Douleur à la pression dans le tiers inférieur de la jambe, crépitation manifeste, mouvements anormaux imprimés au segment inférieur. L'application du pansement est très pénible pour le malade, les nuits précédentes ont été passées sans sommeil.

MENSURATION.

	Jambe malade	Jambe saine
Au niveau des malléoles.........	28	25
A 0.02 au-dessus..............	24	21
Sur le milieu de la jambe........	33	28

Le 14, injection de 0.001 de pilocarpine sur l'une et l'autre jambe en deux points symétriques. Coton mis pardessus 72.

Le 15, coton enlevé de la partie malade, 93.75; de la partie saine 88.10

Le malade est moins agité, il a reposé pendant la nuit.

Même injection.

Le 16, Coton enlevé, jambe malade 91.40; jambe saine 87.35

MENSURATION.

Jambe malade :

Au niveau des malléoles..................	27
A 0,02 au-dessus........................	23
Sur le milieu de la jambe..................	31

Les injections sont remplacées par la pommade à la pilocarpine.

	Jambe malade	Jambe saine
Le 17, Coton enlevé......	92.20	88.15
Le 18, »	90.35	88.75
Le 19, »	89.40	88.50

MENSURATION.

Au niveau des malléoles..	25.30
A 0.02 au-dessus.....................	21.75
Au milieu de la jambe	29.10

La jambe a désenflé de partout et on peut mettre un plâtre. En 5 jours une jambe présentant une augmentation de volume de 0.05 en un certain point, est à peu près revenue à ses dimensions normales, sauf au niveau de la fracture où il reste de l'empâtement. Le côté malade a sué plus que le côté sain.

OBSERVATION XIII

Pierre Crétin, 20 ans, domestique. Entré le 19 septembre.

Le 15, vendredi, en travaillant il se donna un coup de hache sur le genou droit, et se fit une plaie longue de 0,05 c., située au-dessus du bord supérieur de la rotule un peu en dedans de la ligne médiane de la cuisse.

Il travailla le vendredi, le samedi, sans ressentir de la douleur dans son articulation. La plaie ne donna pas beaucoup de sang, mais il s'écoulait à travers une petite quantité de liquide filant et visqueux. Il sortit le dimanche pour aller se promener, mais vers la soirée, il ressentit une douleur fort vive dans le genou affecté. Rentré chez lui, il se mit au lit la tête lourde. Dans la nuit, une grande quantité de liquide s'écoula par la plaie. Le lundi, fièvre, le genou avait enflé. Le mardi, en s'appuyant sur un bâton, il gagne la gare de Thizy pour prendre le chemin de fer et venir à Lyon. Il entre à l'Hôtel-Dieu.

Le genou était chaud, tuméfié, douloureux, la température de 39°, du pus s'écoulait par la plaie. On appliqua un pansement de Lister et un bandage plâtré. Une arthrite purulente s'était développée avec ses symptômes habituels. La fièvre fut assez élevée, elle atteignit même 40° certains jours. Enfin, le 27, la température redevenait normale, on enlevait l'appareil, la plaie était cautérisée.

Mais le malade n'était pas tout-à-fait guéri. Aujourd'hui 4 novembre, voici ce que nous constatons à l'examen.

Genou augmenté de volume, les tissus périarticulaires ont perdu leur souplesse, les os ne semblent pas avoir eu, sous l'influence de la maladie de la synoviale, un développement anormal, il n'y a point de douleur, mais c'est à peine si on peut communiquer à l'articulation quelques mouvements dénotant qu'elle n'est pas complètement ankylosée. La rotule n'est pas adhérente, mais elle est moins mobile que celle du côté opposé.

MENSURATION

	Genou malade.	Genou sain.
Au niveau de la rotule...........	35	32
A 0,02 au-dessus	33	31
A 0,02 au-dessous..............	32	29

La jambe est dans l'extension.

Injection de 0,001 de nitrate de pilocarpine des deux côtés. Coton mis 100.

Le 5. Coton enlevé genou malade : 125, genou sain : 122.35
Même injection.

Le 6. Coton enlevé genou malade : 124.90, genou sain : 122.25
Même injection.

Le 7. Coton enlevé genou malade : 124.10, genou sain : 119.75
Même injection.

Le 8. Coton enlevé genou malade : 122.72, genou sain : 119.40

MENSURATION

	Genou malade.	Genou sain.
Au niveau de la rotule	33	32
A 0,02 au-dessus	32	31
A 0,02 au-dessous	30	29

En 4 jours, une diminution de 0,02 s'était produite sur le genou malade qui restait dans un état stationnaire avant l'application de la pilocarpine, et le malade imprimait à sa jambe des mouvements alternatifs de flexion et d'extension de 40° environ d'étendue.

Les injections sont remplacées par la pommade. Le pansement n'est renouvelé que tous les deux jours.

Le 10. Coton enlevé genou malade :		128.40, genou sain :	127.15
Le 12. »	»	128.20, »	127.25
Le 14. »	»	127.70, »	125.30
Le 16. »	»	126.40. »	155.35
Le 18. »	»	126.15, »	125,70

Il n'y a plus que quelques millimètres de différence entre les 2 genoux, le malade est arrivé à faire avec sa jambe un angle droit sur la cuisse.

Cette observation est intéressante, l'articulation est laissée sans traitement pendant une semaine, et le retour à l'état normal n'avançait guère ; on fait la sudation avec la pilocarpine, la diminution s'est produite, pour ainsi dire, sous nos yeux.

OBSERVATION XIV

Parnelland, Marie, 18 ans, dévideuse. Entrée le 10 octobre 1882.

Il y a 9 mois, ostéite phlegmoneuse de l'extrémité supérieure du tibia. On fit deux incisions avec le bistouri à travers lesquelles sortirent du pus et des morceaux d'os nécrosés. Arthrite de genou par propagation. Mise d'un appareil plâtré qu'elle garda pendant un mois et demi. (hôpital de la Croix-Rousse). Les plaies étaient cicatrisées. Nouveau bandage plâtré qu'elle garde 8 jours. Envoyée à l'Hôtel-Dieu, service de M. Mollière. Salle Saint-Paul n° 3.

L'ankylose est rompue avec l'appareil de M. Robin et consécutivement des mouvements communiqués avec l'appareil de Bonnet. Le 3, l'appareil est enlevé et on fait la sudation à la pilocarpine.

A l'examen, genou droit non douloureux, plus gros que l'autre, mouvements très réduits, défaut de souplesse des tissus périarticulaires, les extrémités osseuses ont augmenté de volume, les mouvements que l'on imprime ont très-peu d'étendue.

MENSURATION

	Genou malade	Genou sain
Au niveau de la rotule.......	36.50	32
A 0.02 au-dessus............	32.35	31
A 0.02 au-dessous...........	32	29

Le 3, injection de 0,001 de nitrate de pilocarpine des deux côtés Coton mis 70.

Le 4, Coton enlevé du côté malade: 87.15, du côté sain: 85.90 Même injection.

Le 5, Coton enlevé du côté malade: 87.20 du côté sain : 86.10 Même injection.

Le 6, Coton enlevé du côté malade: 86.80 du côté sain: 85.90 Même injection.

Le 7, Coton enlevé du côté malade: 86.30 du côté sain: 85.25 Même injection.

Le 8, Coton enlevé du côté malade : 26.05 du côté sain : 25.40

Le 9, les injections sont remplacées par la pommade à la pilolarpine; du côté malade 83.70, du côté sain 82.35.

MENSURATION DE LA JAMBE MALADE

Au niveau de la rotule....................	33
A 0, 02 au-dessus.......................	32
A 0,02 au-dessous......................	30

En 6 jours on observait une diminution de 0,03. On remettait l'appareil de Bonnet.

OBSERVATION XV

Antoine Th., 18 ans, né à Saint-Eloy (Puy-de-Dôme), journalier. N° 22 de la salle Saint-Louis.

Il y a 5 ans, ostéite de l'extrémité inférieure du fémur côté gauche, qui causa une fièvre intense mais se termina par la résolution. Les parties cependant ne revinrent pas à l'état normal, Le genou resta plus gros que l'autre, il devait s'être développé par propagation des symptômes inflammatoires du côté de la synoviale, car aujourd'hui bien qu'il n'y ait ni douleur, ni épanchement dans l'articulation, les mouvements sont limités et la jambe placée dans un certain degré de flexion. Le malade put cependant reprendre son travail. Il y a huit jours nouvelle poussée d'ostéite, sur le condyle interne du même côté. Résolution obtenue par les sangsues. Le genou étant resté gros, M. Mollière fait essayer la sudation avec la pilocarpine.

24 octobre. Examen. Genou augmenté de volume, avec un peu de douleur spontanée et à la pression dans le creux poplité. Légère flexion de la jambe par rétraction musculaire. Le malade dit qu'à certains moments sa jambe se rétrécit malgré lui et qu'il est obligé de faire des mouvements pour faire cesser ce raccourcissement.

Os augmentés de volume, mouvements limités de flexion et d'extension.

MENSURATION

	Genou sain	Genou malade
Au niveau de la rotule..........	34	34
A 0,02 au-dessous..............	31	35
A 0,02 au-dessus...............	33	36

Pansement à la pilocarpine. Coton placé, 70.

	Côté malade	Côté sa n
Le 25, coton enlevé.....	76.10	75.20
Le 26, »	75.25	74.15
Le 27, »	76.10	74.95
Le 28, »	75.45	73.25
Le 29, »	74.90	73.35
Le 30, »	75.05	73.50

Le 31, coton enlevé	74.30	73.15
Le 1er, »	75.25	73.45
Le 2, »	74.55	73.10
Le 3, »	74.90	73.80
Le 4, »	74.15	73.95

MENSURATION A CE JOUR

Au niveau de la rotule....................	34
A 0,02 au-dessus........................	32
A 0,02 au-dessous.......................	33

La diminution a donc été très notable. Le malade n'a plus cette rétraction musculaire et les mouvements de sa jambe sont de beaucoup plus étendus qu'ils n'étaient.

OBSERVATION XIX

Beaux (Simon), 58 ans, ébéniste. Entré le 6 novembre 1882, n° 16 de la salle Saint-Joseph.

Rentrant chez lui en état d'ivresse, il tombe sur une marche de l'escalier. Il essaye de se relever, mais inutilement ; il ne peut appuyer le pied droit. Il est transporté à l'Hôtel-Dieu le 6 novembre.

Examen. — Jambe droite, articulation tibio-tarsienne et pied très enflés. Le moindre mouvement de l'articulation tibio-tarsienne arrache des cris au malade, la pression même légère ne peut être supportée, le malade ne peut même soulever sa jambe ; l'ecchymose est si large et la douleur si vive qu'on s'abstient de s'assurer du diagnostic et qu'on présume l'existence d'une fracture, quoiqu'on n'ait pas senti de crépitation.

MENSURATION

	Membre malade	Sain
Au niveau du mollet............	38	31
A 0,02 au-dessus de l'articulation tibio-tarsienne...............	26	21
Au niveau du scaphoïde.........	27	24
» de la tête des métatarsiens.............	26	24

Le 6, injection de 0,001 de nitrate de pilocarpine dans l'une et l'autre jambe, en deux points symétriques. Coton mis, 100 gr.

	Côté malade	Côté sain
Le 7, poids du coton enlevé.........	124.35	121.13
Le 8, même injection..	123.95	121.30

La jambe a déjà désenflé.

Le 9, même injection..	123.20	121.40

La douleur que le malade ressentait même au repos, n'existe plus.

Nous pouvons communiquer sans douleur quelques mouvements à l'articulation tibio-tarsienne et nous assurer qu'il n'y a pas de fracture.

Les injections sont remplacées par le coton et la pommade à la pilocarpine.

	Côté malade	Côté sain
Le 10...............	120	118.15
Le 11...............	120.15	118.25
Le 12...............	119.75	118.40
Le 13...............	119.30	117.90
Le 14...............	119.10	118.25

Tout gonflement de la jambe a disparu. Aucun mouvement imprimé à l'articulation tibio-tarsienne n'est douloureux.

Le pied est encore enflé.

MENSURATION

Au niveau du mollet	31
A 0,02 au-dessus de l'articulation tibio-tarsienne	21
Au niveau du scaphoïde	25
» de la tête des métatarsiens	25

	Côté malade	Côté sain
Le 15	118.15	118
Le 16	118.45	118.05
Le 17	118.10	118.15

L'enflure du pied a disparu à son tour. Le malade se lève et marche dans la salle.

Guérison en douze jours.

OBSERVATION XVIII

Michonnet (Louis), 28 ans, peintre-plâtrier. Entré le 14 novembre 1882, n° 19 de Saint-Joseph.

Traité à l'Antiquaille pour la syphilis, il y a trois ans. Le 14, il est tombé sur le trottoir, la main portée dans la flexion. Tout de suite après la chute la main a enflé, le gonflement augmentait encore le lendemain.

Le 15, à l'examen, poignet et mains enflés. Pas de déformation en dos de fourchette, pas de signe de fracture du radius. L'apophyse du radius paraît ne pas être remontée; la main n'est pas déjetée en dehors. Mouvements communiqués très douloureux; la pression sur l'extrémité inférieure du radius développe de la douleur.

Pansement à la pilocarpine. Coton mis, 35.

Le 16, coton enlevé, 46.20.

Le 17, » 45.95.

La douleur a disparu presque complètement. Mouvements

plus libres. Les mouvements de flexion, s'ils sont trop prononcés, sont douloureux; les moins faciles sont ceux de pronation et de supination.

Le 18, coton enlevé, 44.90.

La main a complètement désenflé. Les mouvements de flexion et d'extension que nous imprimons au malade sont aussi étendus que dans l'articulation du côté opposé. Il n'en est pas de même des mouvements de pronation et de supination qui sont toujours un peu douloureux. Le poignet a aussi désenflé, mais le malade indique toujours une douleur à la pression sur le trajet d'une ligne oblique remontant de bas en haut de l'apophyse du radius sur le cubitus. Il y a toujours du gonflement, non pas au poignet, mais sur l'extrémité inférieure du radius.

Le 19, ... 44.20
Le 20, ... 44.05
Le 21, ... 44.25
Le 22, ... 43.70

Des mouvements de flexion et d'extension, communiqués même avec violence, ne sont pas du tout douloureux. Toujours la même douleur sur la ligne indiquée et le même empâtement sur l'extrémité inférieure du radius. Le pansement est continué jusqu'au 28.

Le 28, il n'y a plus de douleur, mais la même sensation persiste à l'extrémité inférieure du radius. Peut-être y a-t-il eu lésion de l'os ?

La douleur au poignet a disparu le troisième jour de l'application du pansement et les mouvements possibles après le même intervalle.

OBSERVATION XIX

Joseph Marguet, 22 ans, journalier. Entré le 19 novembre 1882.

Le 17, il tomba de dessus un charriot et son pied resta pris entre deux planches.

Examen : Pied gauche enflé. Large ecchymose sous la malléole interne. Les mouvements provoqués sont douloureux; la pression est aussi un peu douloureuse dans la région de l'articulation tibio-tarsienne.

MENSURATION

	Pied malade	Pied sain
Au niveau des malléoles.........	26	24
A 0,04 au-dessus..............	22	21
Au niveau du scaphoïde.........	25	25

Le 21, pansement à la pommade et au coton à la pilocarpine des deux côtés. Coton mis, 70.

	Pied malade	Pied sain
Le 22, coton enlevé......	89	87
Le 23, »	87.60	87.15
Le 24, »	87.25	87.20

Le pied n'est plus enflé et le malade peut commencer à marcher.

OBSERVATION XX

Louise-Amélie Roux, 53 ans. Salle Saint-Paul. Entrée le 18 novembre 1882.

Fracture de la jambe, tiers supérieur faite en tombant.

Examen. —Gonflement énorme de la jambe, surtout au tiers supérieur. Large ecchymose. Crépitation manifeste.

MENSURATION.

	Jambe malade	Jambe saine
A 0.012 au-dessus de l'articulation du genou	34	28

Le 21, pansement à la pilocarpine renouvelé tous les deux jours.

Coton mis des deux côtés 100 grammes.

	Jambe malade	Jambe saine
Le 23, coton enlevé	127.45	124.75
Le 25, »	126.15	124.44
Le 27, »	125.70	123.10

MENSURATION.

A 0.12 au-dessous de l'articulation du genou, jambe malade 30. En 6 jours la jambe avait diminué de 0.04 et on pouvait mettre un appareil plâtré.

OBSERVATION XXI

Legoué, 38 ans, chauffeur, salle Sainte-Marthe, 4 bis. Entré le 27 novembre 1882.

Il portait un poids de 155 kilos ; pour le charger il était obligé de monter sur un tremplin, une planche s'étant brisée, un de ses pieds s'enfonça dans le trou, l'autre se renversa en dehors et le malade se releva avec une entorse.

Examen : Pied droit enflé, ecchymoses sous les malléoles. Les mouvements ne sont pas douloureux, il peut appuyer le pied, en somme ce qui domine, c'est le gonflement.

MENSURATION.

	Pied malade	Pied sain
Au niveau des malléoles.........	29	24
Au niveau du scaphoïde.........	28	26
Au niveau de la tête phalangienne des métatarsiens.............	25.50	25

Le 27 pansement à la pilocarpine des deux côtés.

Coton mis 50.

	Pied malade	Pied sain
Le 28, sueur excrétée...........	17.25	15.40
Le 29, »	17.50	15.10
Le 30, »	16.80	16.05

MENSURATION.

Au niveau des malléoles		26
» du scaphoïde		25
» de la tête phalangienne des métatarsiens		25.
Le 1er	17.10	15.50
Le 2	16.25	15.90
Le 3	15.85	15.75
Le 4	15.55	15.25

Le gonflement a disparu et le malade quitte l'hôpital. Guérison en huit jours.

OBSERVATION XXII

Bizet (Jacques), 60 ans, cocher. Entré le 14 octobre 1882.

Induration succédant à un phlegmon diffus de la main droite, survenu consécutivement à une contusion de la face dorsale. Le malade s'était contenté de mettre des cataplasmes, le phlegmon avait cédé, mais en laisssant une induration remontant jusqu'au milieu de l'avant-bras.

A l'examen, main énorme, téguments sans souplesse reposant sur un fond dur, le poignet et les doigts sont raides.

MENSURATION

	Main malade.	Main saine.
Au niveau de la tête phalangienne des métacarpiens	25	25
Au milieu de la région métacarpienne	27	22
Au niveau du poignet	23	18

Le 1er novembre sudation au moyen de la pilocarpine. Poids du pansement placé 79.50

Le 2, pansement enlevé 103.17

Le 3, ... 99.50

Le 4, ... 103.10

Le 5, ... 105.15
Le 6, ... 104.30
Le 7, ... 97.90
Le 8, ... 102
Le 9, ... 101.25
Le 10, ... 102.45

MENSURATION

Au niveau de la tête phalangienne des métacarpiens 24
Au milieu de la région métacarpienne..... 24
Au poignet 22

Le 11, pansement enlevé 100.80
Le 12 .... 99.90
Le 13 .... 100 10
Le 14 .... 99.50
Le 15 .... 99.75
Le 16 .... 99.80
Le 17 .... 99.15

Mensuration 24
» 22
» 20

Le 18 .... 99 75
Le 19 .... 98.95
Le 20 .... 99.25

Mensuration 24
» 22
» 19

La main est revenue à ses dimensions, le poignet reste encore un peu gros. Les mouvements du poignet et des articulations phalangiennes sont revenus en partie. Le malade continue la sudation à la pilocarpine et le 30 il pouvait se servir de sa main.

OBSERVATION XXIII

Jean Baptiste Galle, 55 ans. Camionneur. Entré le 20. N° 4 bis de la salle Sainte-Marthe.

Il portait avec un autre un fardeau de 250 kil. il trébucha, et laissa tomber sur son genou gauche tout le poids du fardeau. Le genou grossit le jour même, cependant il travailla le lendemain 19, mais l'articulation augmentant de plus en plus de volume et les mouvements étant gênés et douloureux, il rentra à l'hôpital le 20.

Examen : Epanchement abondant de liquide dans la synoviale, le membre est dans l'extension et ne peut être plié.

MENSURATION

	Genou malade	Genou sain
Au niveau de la rotule..........	38	36
A 0,02 au-dessus..............	38	35
A 0,02 au-dessous.............	32	31

Le 21, pansement à la pilocarpine des 2 côtés. Coton mis 80 gr.

Le 22,	coton enlevé	côté malade :	99.15,	côté sain :	97.20
Le 23,	»	»	99.45,	»	96.90
Le 24,	»	»	98.75,	»	97.35
Le 25,	»	»	98.30,	»	97.15
Le 26,	»	»	97.50,	»	96.80
Le 27,	»	»	97.45,	»	97.10
Le 28,	»	»	97.15,	»	97.20

Le malade sort complètement guéri.

OBSERVATION XXIV

Grillot Louise, 21 ans, mariée, ménagère. Née à Marcilly-les-Bury (Saône-et-Loire). Entrée le 13 novembre 1882. Antécédents héréditaires. Père et mère se portent bien, frères et sœurs en bonne santé. Réglée à 15 ans. A eu des glandes au cou étant plus jeune. En ce moment, cette femme au point de vue de l'état général se porte très-bien, pas la moindre trace d'anémie. Avant d'entrer à l'hôpital elle a sevré un enfant qui est plein de santé; son genou a commencé à grossir il y a 4 ans, elle n'avait pas reçu de coup, elle n'a jamais eu de rhumatisme et d'ailleurs personne n'en a eu dans sa famille. Au début le genou n'était point douloureux, elle vaquait à ses affaires sans être bien gênée par l'état de maladie de son articulation. Elle eut une grossesse qui se termina favorablement, elle n'eut aucune influence sur la maladie locale. La malade dit que son genou a grossi très-vite et qu'après quatre ans d'intervalle, il n'est guère plus gros qu'au début, seulement depuis 4 mois les mouvements sont plus difficiles et en même temps elle a ressenti de la douleur en arrière dans le creux poplité et le long de la jambe.

Examen. — Le 14, genou augmenté de volume, extrémités osseuses hypertrophiées. Culs-de-sac de la synoviale remplis de liquide. Sensation très-nette de fluctuation. Un peu de rétraction de la jambe, elle est un peu dans la flexion, les mouvements sont peu étendus et développent de la douleur, la pression est très bien supportée.

MENSURATION.

	Genou malade	Genou sain
Au niveau de la rotule..........	44	35
A 0.02 au-dessus.............	42	37
A 0.02 au-dessous..............	39	31

Pansement à la pilocarpine. Coton mis 70.

	Du côté malade	Du côté sain
Le 15, coton enlevé......	89.75	89.40
Le 16, »	89.85	89.60
Le 17, »	88.90	89.15

Le 18, coton enlevé	88.35	88.25
Le 19, »	87.90	87.30

On met une lanière de vésicatoire pour dénuder le derme.

Le 20, pansement à la pilocarpine, pommade sur la plaie du petit vésicatoire.

Le 21, Coton enlevé.................	90.15
Le 22, »	89.60
Le 23, »	88.90
Le 24, »	88.30

La diminution est à peine notable. La pilocarpine a été continuée jusqu'au 30, mais avec les mêmes résultats négatifs.

OBSERVATION XXV

Rey (Jean), 36 ans, cultivateur. Entré le 16 novembre 1882. N° 21 de la salle Sainte-Marthe.

A 11 ans, ostéite phlegmoneuse de l'extrémité inférieure du fémur, suivie de nécrose partielle et formation d'ouvertures à travers lesquelles s'éliminèrent du pus et des séquestres. Ces ouvertures ne se fermèrent qu'après huit mois. Il y a dix ans, nouvelle poussée d'ostéite et rupture des cicatrices. La suppuration dura dix mois. L'inflammation dans les deux poussées s'étendit à l'articulation ; il y eut de l'ostéo-arthrite, genou gauche.

Examen : Deux cicatrices difformes, minces, adhérentes à l'os, sur la partie interne de la cuisse, déprimées ; troisième cicatrice sur la partie externe. Enorme développement du fémur sur les deux tiers inférieurs. Adhérence de la peau au fémur. Développement de l'extrémité supérieure du tibia. Epanchement abondant dans la synoviale. Atrophie musculaire, surtout dans la cuisse. Développement des veines de la région. Jambe dans la demi-flexion. Mouvements limités. Rétraction musculaire ; douleurs vives au repos, dans le creux poplité et à la région postérieure de la jambe. Palpation non douloureuse.

MENSURATION

	Genou malade..		Genou sain.
Au niveau de la rotule......	38	...	33
à 0,02 au-dessus...........	39	...	33
à 0,02 au-dessous..........	31	...	28 50

Le 17, pansement à la pilocarpine des deux côtés.

Coton mis 70.

Le 18,	coton enlevé,	côté malade :	91.30,	côté sain :	90.85
Le 19,	»	»	90.70	»	89.75
Le 20,	»	»	88.25	»	89.15
Le 21,	»	»	89.35	»	89.40
Le 22,	»	»	88.65	»	88.30
Le 23,	»	»	90.15	»	89.90

On met une lanière de vésicatoire et de la pommade à la pilocarpine jusqu'au 30.

Résultats insignifiants.

OBSERVATION XXVI

Marie Louise Curtil, 18 ans, tailleuse, demeurant à Lyon. Entrée le 21 novembre 1882. Salle Saint-Paul, 51.

Pas d'antécédents héréditaires. Pleurésie du côté gauche il y a 3 ans. Pas de rhumatisme. On soupçonne l'existence de la syphilis malgré les réponses négatives de la malade.

Le genou a commencé à grossir vers le mois de mai de cette année, elle n'avait pas reçu de coup sur cette région ; l'augmentation a été rapide. Le genou n'a jamais été douloureux, la malade était seulement gênée dans sa marche.

Examen. — 22 novembre. — Genou gros. Rotule mobile,

soulevée par le liquide, développement des culs-de-sac supérieurs de la synoviale, sensation nette de fluctuation. Les os ne sont pas hypertrophiés; les mouvements de la jambe sur la cuisse ne sont pas douloureux, mais ils n'atteignent pas l'angle droit avec la cuisse.

MENSURATION

	Genou gauche.	Genou droit.
Au-dessus de la rotule	38	35
A 0,02 au-dessus	41	37
A 0,08 au-dessus	42	38
A 0,02 au-dessous	32	32

Le 22, Application de pommade à la pilocarpine sur l'un et l'autre côté. Poids du coton mis 70.

Le 23.	Coton enlevé	partie malade:	88.25,	partie saine:	88.15
Le 24,	»	»	88.30	»	88.25
Le 25,	»	»	88.75	»	87.50
Le 26,	»	»	8g.45	»	88.10
Le 27,	»	»	88.25	»	88.15
Le 28,	»	»	87.60	»	87.75
Le 29,	»	»	86.35	»	86.70

L'hydarthrose n'a diminué que de quantités insignifiantes.

OBSERVATION XXVII

Jean-Marie Delorme, 42 ans, journalier. Entré le 27 novembre 1882.

Il eut une rixe avec quelques-uns de ses compagnons en état d'ivresse le 26 novembre, un d'eux lui donna un coup de barre sur le genou droit. Le genou augmenta aussitôt de volume. Transporté à l'hôpital le 27.

Examen : Genou augmenté de volume, téguments enflés, douleur à la pression surtout au côté interne où a porté le coup.

Culs-de-sacs de la synoviale remplis de liquide. Soulèvement de la rotule. Sensation de fluctuation. Membre dans l'extension. On ne peut communiquer de mouvements ni en faire exécuter au malade à cause de la douleur développée.

MENSURATION

Au niveau de la rotule...........	39	36
A 0,02 au-dessus du bord supérieur	38	35
A 0,02 au-dessous du bord inférieur	32	30

Pansement à la pilocarpine des deux côtés. Coton mis 100.

Le 28, coton enlevé côté malade:		120.75	côté sain	117.45
Le 29,	»	» 120.25	»	117.35
Le 30,	»	» 119.15	»	117.70

MENSURATION

Au niveau de la rotule....................	37
A 0,02 au-dessus.........................	37
A 0.02 au-dessous.......................	32

La douleur a disparu et le malade commence à plier la jambe,

Le 1er, coton enlevé côté malade:		118.40,	côté sain	116.90
Le 2,	»	» 118.70,	»	117.15
Le 3,	»	» 118.55,	»	116.85
Le 4,	»	» 117.65,	»	117.35

L'épanchement a complètement disparu en huit jours.

OBSERVATION XXVIII

Elisabeth Gauthey, 33 ans, lingère. Entrée le 31 octobre 1882, Salle Saint-Paul N° 27.

Pas d'antécédents héréditaires. Réglée à 13 ans. Menstruation toujours régulière. Antérieurement n'avait pas eu de rhumatisme ni d'autres maladies. A eu 8 enfants dont 4 vivants et se portant bien. Le dernier accouchement a eu lieu il y a un an.

Examen : Pied droit enflé, téguments tendus, d'une sensibilité extrême, augmentation de volume de l'articulation tibio-tarsienne aucun mouvement n'est possible, et dans l'appréhension de la douleur la malade n'imprime à son pied aucun mouvement.

Pouls fréquent. Elévation de la température. Nous sommes en présence d'un rhumatisme du pied affectant les articulations et les tissus fibreux.

MENSURATION

	Pied malade.	Pied sain.
Au niveau de l'extrémité phalangienne des métatarsiens..............	21	20
Au niveau du scaphoïde.........	24	20
» des malléoles.........	27	23

Un pansement à la pommade et au coton au jaborandi fut appliqué des deux côtés. Les douleurs furent aussi vives et la marche de la maladie ne fut en rien modifiée. — Nous donnons les pesées.

Le 1er, Poids du coton mis 50.

Le 2,	Poids coton enlevé	côté malade :	64.15	côté-sain :	65.05
Le 3,	»	»	64.30	»	64.45
Le 4,	»	»	64	»	64.90
Le 5,	»	»	63.90	»	65.20
Le 6,	»	»	64.25	»	65.10
Le 7,	»	»	65.40	»	64.30
Le 8,	»	»	64.50	»	64.80
Le 9,	»	»	63.80	»	64.25
Le 10,	»	»	63.85	»	65.15
Le 11,	»	»	64.05	»	65.55
Le 12,	»	»	64.35	»	64.20

Jusqu'au 12 les douleurs n'ont pas cessé et chaque nuit la malade a eu un peu de fièvre, le 12 elle a reposé, elle n'a pas eu de mouvement fébrile, le pied n'est pas aussi sensible et elle commence à pouvoir le bouger dans son lit.

Le 13, coton enlevé côté malade :			64.75, côté sain :		64.85
Le 14,	»	»	65.15	»	64.35
Le 15,	»	»	65.45	»	63.90
Le 16,	»	»	66.10	»	64.40
Le 17,	»	»	66.25	»	65.30
Le 18,	»	»	65.90	»	63.80
Le 19,	»	»	66.55	»	64.70
Le 20,	»	»	65.40	»	64.50

MENSURATION

Au niveau de l'extrémité phalangienne des métatarsiens 21
Au niveau du scaphoïde........................ 22
» des malléoles........................ 25

Il n'y a plus de douleurs. — On peut imprimer des mouvements.

Le 21, coton enlevé côté malade :			66.45, côté sain :		64.20
Le 22,	»	»	65.30	»	65.15
Le 23,	»	»	65.70	»	63.50
Le 24,	»	»	66.15	»	64.35

La malade quitte l'hôpital guérie. Il n'y a plus entre les deux pieds qu'une légère différence.

OBSERVATION XXIX

Pétrus Pulliat, 16 ans, apprenti peignier. Entré le 8 décembre.

En voulant monter sur un camion dont le cheval était lancé au pas de course, il est tombé par terre et a buté lourdement avec son genou gauche contre le sol. Il s'est levé et a pu gagner le trottoir ; là, ne pouvant se tenir sur sa jambe gauche, il s'est laissé choir et a été transporté chez un pharmacien et de là à l'Hôtel-Dieu.

A l'examen : genou gros, enflé, douloureux à la pression. Tension et tuméfaction plus marquées au niveau du ligament latéral externe, où les ligaments font une espèce de tumeur. Un peu de liquide dans la synoviale. Les mouvements sont possibles, mais ne sont pas aussi étendus que du côté opposé : ils sont douloureux. Plaie des téguments au niveau de la rotule.

MENSURATION

	Genou malade	Genou sain
Au niveau de la rotule	34	31
A 0,03 au-dessus...............	32	30
A 0,03 au-dessous	29.50	28

Le 9, pansement au coton et avec la pommade à la pilocarpine.

La plaie des téguments est justement favorable à l'absorption du médicament.

Le 10, le pansement est enlevé. L'action de la pilocarpine a été réellement remarquable. La couche abondante de coton qui avait été placée sur la partie malade était complètement mouillée ; les résultats thérapeutiques ont été manifestes. La douleur à la pression avait disparu. Le liquide intra-articulaire avait été résorbé ; la tumeur formée par les téguments sur la partie externe de l'articulation n'existait plus et le malade pliait sa jambe sans éprouver la moindre gêne.

MENSURATION

Au niveau de la rotule....................	32
A 0,03 au-dessus..........................	31
A 0,03 au-dessous.........................	28

Le 11, le malade est complètement guéri.

OBSERVATION XXXI

Félicie Charvet, âgée de 20 ans, entrée le 22 novembre, salle Saint-Paul, 9.

Sein droit douloureux, spontanément et à la pression, depuis un an.

A la palpation, on sent quelques lobules de la glande mammaire durs et hypertrophiés.

Après huit jours d'application de pommade et de coton à la pilocarpine, la malade quittait l'hôpital en affirmant qu'elle n'éprouvait plus de douleur.

OBSERVATION XXXI

Hector Martinod, 30 ans, né à Ruffieu (Ain). Garçon de cave. Salle Sainte-Marthe, numéro 17. Entré le lundi 11 décembre.

S'est donné une entorse en sautant d'un lieu élevé.

Examen : Pied gauche gros, tuméfié, avec des ecchymoses autour des malléoles. Mouvements communiqués douloureux pour peu qu'ils soient étendus, téguments durs et tendus au-dessous de la malléole externe. Le malade ne pouvant marcher a été transporté à l'hôpital.

MENSURATION.

	Pied malade	Pied sain
Au niveau des malléoles.........	28	24
Au niveau du scaphoïde.........	27	26
Au niveau de la tête phalangienne des métatarsiens	25	24

Le 11, on produit avec le chloroforme et une compresse très

chaude un érythème sur la face dorsale du pied. On fait pendant trois jours consécutifs la sudation à la pilocarpine. Le malade qui avait été transporté en voiture quittait l'hôpital quatre jours après sans avoir même besoin de s'appuyer sur une canne.

Voici les quantités de sueurs données par l'un et l'autre pied. Sur le pied malade était mis la pommade et du coton au jaborandi, sur le pied sain du coton simple.

	Pied malade	Pied sain
Le 12..................	25.40	15.65
Le 13..................	23.50	15.70
Le 14..................	23.15	14.25

Des effets de la sudation locale obtenue par la pilocarpine dans les diverses maladies où elle a été essayée, chacune prise en particulier.

Nous arrivons à un point délicat de l'étude de la sudation locale obtenue par la pilocarpine, celui où il s'agit de comparer les divers résultats donnés dans les diverses maladies ; nous avons en effet trouvé, dans l'étude des observations, quelques particularités qu'il est difficile de concilier avec la notion de l'utilité de la pilocarpine. Nous avons vu celle-ci agir avec efficacité dans les cas de traumatisme (entorse, fracture, épanchement articulaire, mais les résultats ont été tout autres dans les vieilles hydarthroses. Nous donnons deux observations d'hydarthrose et un cas d'épanchement articulaire survenu à la suite d'une arthrite datant de plusieurs années Chez ces trois malades on n'a rien obtenu de la pilocarpine après un emploi d'une quinzaine de jours : l'épanchement n'avait diminué que de quantités insignifiantes Cependant les résultats donnés dans les premières observations semblaient, par une vue de l'esprit nous faire bien augurer de son emploi dans l'hydarthrose, une sudation abondante devait amener la résorption du liquide.

Les faits n'ont pas répondu à notre présomption. Nous n'essayerons pas de donner la raison de l'inefficacité thérapeutique de la pilocarpine dans cette maladie : nous ferons seulement une remarque tirée de l'étude des quantités de sueur excrétée par la partie malade et par la partie saine ; dans les cas de lésion récente il y a toujours une augmentation de sueur en faveur du côté malade, l'organisme a recours dans certaines limites à la fonction sudoripare pour éliminer les produits morbides, la pilocarpine exagère heureusement cette fonction ; dans l'hydarthrose il n'y a pas de différence entre les quantités de sueur excrétée, l'organisme ne réagit pas.

La sudation locale par la pilocarpine a été employée dans des cas d'arthrite simple, rhumatismale, blennhorragique, puerpérale. Dans les cas de lésion locale dépendant d'une cause générale, la pilocarpine au début n'a eu aucune effet, pas même celui de diminuer la douleur. Mais la maladie en s'améliorant sous l'influence du traitement interne ou de la disparition de la cause générale laisse dans l'articulation un état d'empâtement et de raideur qui, abandonné à lui même, reste longtemps à disparaître. Dans cette seconde période, la pilocarpine agit d'une façon manifeste en ramenant rapidement les tissus à l'état normal.

Il est intéressant de remarquer que, dans la première phase, la quantité de sueur excrétée par la partie saine, n'est pas supérieure à celle excrétée par la partie malade tandis que le contraire a lieu lorsque la maladie est entrée dans la voie de la guérison. Les exigences d'une thèse nous obligent à constater simplement les faits au lieu de les rapporter dans des observations soigneusement prises.

La sudation locale par la pilocarpine a donné des résultats satisfaisants dans deux cas de tumeur blanche au début. Nous n'oserions faire de la sudation locale par la pilocarpine un moyen de traitement spécial de cette maladie, cependant nous rapportons les deux faits où il est incontestable qu'elle a agi.

La sudation locale par la pilocarpine a eu une action thérapeutique évidente dans des cas d'orchite, de tumeur inflammatoire succèdant à l'injection de teinture d'iode dans la tunique vaginale, dans des cas de torticolis, d'œdème, d'induration phlegmoneuse.

Ces faits pourront être infirmés par des observations négatives, il y a en effet des individus chez lesquels la pilocarpine n'a rien produit, mais quelques cas isolés ne peuvent détruire une conclusion basée sur de nombreuses constatations.

La sudation locale par la pilocarpine est réellement un excellent agent thérapeutique dans beaucoup de maladies chirurgicales, et sans vouloir en faire une panacée universelle, nous ne croyons pas être en dehors de la vérité en disant que son emploi mérite d'être vulgarisé.

Du mode d'emploi de la pilocarpine pour amener la sudation locale.

On peut la provoquer soit en injectant de petites doses de pilocarpine dans le tissu cellulaire sous-cutané, soit en faisant absorber l'alcaloïde par la peau frictionnée selon les conseils de M. Aubert. Dans ce cas on incorpore la pilocarpine à de la vaseline ou bien on plonge du coton dans une solution légère et on le fait sécher après. Mais les injections hypodermiques ne peuvent être répétées tous les jours ; d'un autre côté on ne peut, sans provoquer de la douleur, frictionner avec la paume de la main des parties contuses ; la meilleure voie d'absorption dans le cas actuel est la voie endémique. On dénuderait le derme au moyen d'un agent vésicant (lanière de vésicatoire, pommade de Gondret, etc.) et on appliquerait sur la plaie de la pommade ou du coton au jaborandi ; ce dernier est moins efficace.

9461 — Imp. WALTENER ET Cie, rue Belle-Cordière, 14. — Lyon.

www.ingramcontent.com/pod-product-compliance
Ingram Content Group UK Ltd.
Pitfield, Milton Keynes, MK11 3LW, UK
UKHW020421230726
13925UKWH00004B/1550

9 782014 069853